DE LA

CACHEXIE EXOPHTHALMIQUE

AVEC LES AFFECTIONS UTÉRINES

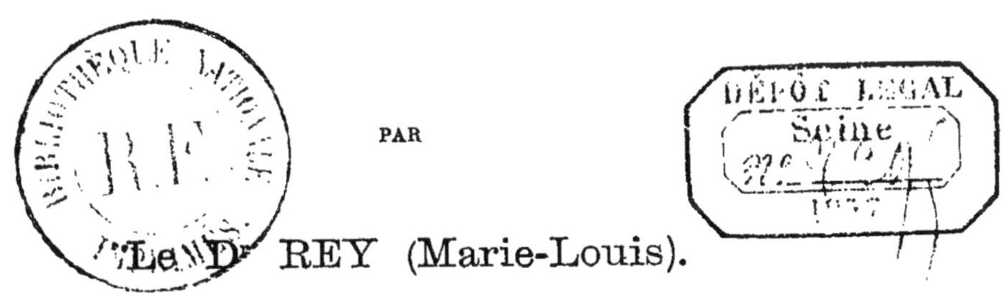

PAR

Le Dʳ REY (Marie-Louis).

Admissible à l'École Polytechnique.

PARIS

A. PARENT IMPRIMEUR DE LA FACULTE DE MEDECINE

31, RUE MONSIEUR-LE-PRINCE, 31

—

1877

A la mémoire de mon père

J.-E.-L. RÉY

Docteur en médecine, etc.

A MA CHÈRE ET TENDRE MÈRE

DE LA

CACHEXIE EXOPHTHALMIQUE

DANS SES RAPPORTS

AVEC LES AFFECTIONS UTÉRINES

> Vita brevis, ars longa, occasio præceps, expe-
> rientia fallax, judicium difficile.
>
> (HIPPOCRATE, Aphor.)

Dès l'année 1872, j'observai à l'hôpital Beaujon, dans le service d'un maître regretté, le professeur Axenfeld, un cas remarquable de goître exophthalmique chez une femme que dernièrement j'ai pu revoir ; depuis j'ai rencontré d'autres cas sembla-bles ; j'ai été conduit ainsi à étudier cet ensemble morbide, sur lequel Graves, le premier, en 1835, attira l'attention.

Dans cette étude, une chose tout d'abord me frappa. Ce sont les femmes qui le plus souvent sont atteintes. Pourquoi? Les affections utérines, troubles dans la menstruation, leucorrhée, mé-trites, qui sont si communes, n'auraient-elles pas une influence sur le développement de cet état pathologique? Telle fut la question que je ne tardai pas à me poser.

Le fait suivant vint pour ainsi dire me soutenir dans cette manière de voir.

Une jeune femme de 19 ans accouche; peu après elle est prise d'accidents graves; la sage-femme, effrayée, appelle un médecin. La malade succombe dans l'espace d'une semaine. Je fus la voir deux jours avant sa mort.

Le matin même de ma visite, la sage-femme avait été frappée de la saillie des yeux de la malade, sans strabisme, de leur brillant éclat, et en outre du gonflement du cou. J'auscultai le cœur : battements précipités.

Exophthalmie, gonflement du cou, battements cardiaques se trouvaient donc réunis. La lésion utérine avait provoqué ces symptômes.

Je me bornerai à dire ce que j'ai vu et ce que j'ai pu recueillir dans les auteurs qu'il m'a été possible de consulter. La nouveauté, nous n'y prétendons pas.

Graves, en effet, lui qui le premier appela l'attention sur l'ensemble pathologique qui va nous occuper, n'avait eu garde de négliger d'étudier chez ses malades l'état de l'appareil génital. Les rapports existant entre les palpitations si fréquentes chez les femmes nerveuses, l'évolution des fonctions utérines, le développement du corps thyroïde, avaient fixé son attention.

Depuis on a peut-être laissé au deuxième plan, dans un trop grand nombre de cas, cette donnée féconde; l'on n'a vu que la triade de Trousseau.

Il nous a paru qu'il ne saurait y avoir témérité à s'engager sur les traces de l'illustre clinicien de Dublin. Dans nos efforts pour le suivre de loin, nous aurons notre récompense. Notre but le voici : montrer que chez le plus grand nombre des malades il existait des troubles utérins ou même une lésion des organes génitaux au moment de l'apparition de la cachexie; qu'on doit dans le traitement en tenir compte; qu'en agissant sur l'utérus on peut quelquefois guérir. *Ars longa, judicium difficile.*

HISTORIQUE.

La thèse de M. Turgis, 1863, renferme tous les documents désirables sur l'historique; aussi nous ne nous étendrons pas sur cette question.

Stokes attribue à Flajani (1800) les premiers faits de coïncidence d'une maladie du cœur avec gonflement du corps thyroïde. Parry, en 1825, rapporte des faits analogues. Mais la maladie ne commence à être connue que lorsque Graves, de Dublin, publie ses leçons cliniques, 1835.

En Allemagne, Brück (1835), Pauli (1837), Base

dow (1840), tracent un tableau complet de la cachexie exophthalmique.

En France, en 1856, M. Charcot publie la première observation. Depuis, de nombreux observateurs sont venus apporter le contingent de leurs recherches. L'Académie de médecine, en 1862, devint le théâtre d'une discussion des plus intéressantes. Trousseau, Bouillaud, Piorry, Beau, etc., prennent tour à tour la parole. On verra plus loin les opinions de ces auteurs.

ÉTIOLOGIE.

La plupart des causes que l'on a invoquées peuvent exister, et existent en effet très-souvent sans engendrer la maladie. Il faut donc admettre un état particulier de l'organisme, une *prédisposition individuelle* soit innée, soit accidentelle. Ce fait doit dominer l'étiologie. « Cette maladie, dit Trousseau, assez communément observée chez la femme, est relativement rare chez l'homme. Withuisen, sur 50 cas qu'il en a rassemblés, n'a constaté cette maladie que 8 fois chez l'homme. » Le maximum de fréquence est de 20 à 40 ans. L'hérédité (Mackenzie), la scrofule, la tuberculose, se rangent au nombre des causes prédisposantes, de même que la dyspepsie, l'anémie, la chlorose; mais chez l'homme en particulier on n'observe pas toujours un appauvrissement de sang et des troubles nerveux bien manifestes.

Le D' Gros (1) signale la fréquence du rhumatisme dans les antécédents du malade, « fait qui rapprocherait cette névrose de la *chorée*. »

Le D' Gagnon (2) trouve également que la maladie de Graves a des rapports avec la chorée.

L'hystérie aurait une grande influence. D'après Graves, la sensation de boule hystérique, avec la suffocation qui l'accompagne, résulterait du gonflement de la thyroïde et de la compression de la trachée.

L'aménorrhée (3) et la dysménorrhée offrent des rapports intimes avec l'affection, et expliquent sa plus grande fréquence chez la femme.

Il est inutile d'insister sur les conséquences qui peuvent résulter de ces altérations de la fonction menstruelle. Dans l'aménorrhée, tantôt la fluxion continue à se faire, mais elle n'aboutit pas, et la congestion augmentant toujours peut constituer un état morbide permanent. Tantôt la fluxion ne se fait pas, et alors apparaissent des phénomènes généraux : congestion vers la tête, le pou-

(1) Gros. Rapport à la Société de médecine du département de la Seine, 19 août 1864.

(2) Congrés de Clermont. 1876.

(3) Voir un travail remarquable du docteur Mario Giommi. — (Il raccoglitore médico) avril, mai, 1877.

mon, le foie, la rate; bouffées de chaleur, chloro-anémie, troubles nerveux.

La dysménorrhée (1), soit symptomatique d'une simple névralgie ou d'une lésion organique, corps fibreux, polype, soit idiopathique, dysménorrhée nerveuse, congestion, se rencontrera chez quelques malades.

Obs. I. (Personnelle). — M...., femme de 46 ans, institutrice, n'a jamais été mariée; tempérament lymphatique; réglée tard et mal; lencorrhée. Il y a environ 15 ans, troubles prononcés du côté de la menstruation; dysménorrhée; développement d'une tumeur fibreuse qui parait s'être arrêtée dans son accroissement. Troubles digestifs; grand appétit, mais amaigrissement, décoloration des tissus.

Palpitations violentes, gonflement du cœur, saillie des yeux, par moment légers accès de dyspnée.

Au dire de la malade, les palpitations remontent à l'époque où prit naissance la tumeur.

Leucorrhée. — Souvent symptomatique; irritation existant dans le vagin ou dans son voisinage, prolapsus et autres déplacements de l'utérus; nerfs de l'utérus lésés ou troublés dans leur fonction.

« Dans l'aménorrhée, dit John Burns (2), les

« Nerfs qui président à la sécrétion du vagin sont souvent affectés et produisent un écoulement plus abondant. »

(1) Courty, traité pratique des maladies de l'utérus.
(2) John Burns, principes of midwifery, 1837

« ...L'état maladif du cordon spinal dans la région sacrée est aussi une cause fréquente d'écoulement ; et l'on dira dans la suite qu'il peut produire de la douleur dans les organes utérins et dans la cavité pelvienne aussi certainement que si une cause inflammatoire ou excitante avait agi directement sur les parties. »

Si une lésion nerveuse existe, on peut aisément concevoir qu'elle puisse à un moment donné amener l'explosion de symptômes divers.

Grossesse. — La réapparition des règles ou une grossesse intercurrente (Charcot) entraîne une amélioration notable et même la guérison. C'est un fait qui paraît établi et de grande importance. Mais, inversement à la suite de la grossesse, soit qu'elle ait été laborieuse, soit qu'elle ait laissé des lésions; métrite, etc; la cachexie exophthalmique peut se développer.

Excès vénériens et continence extrême. — « Le vin et les viandes hébètent l'âme. » dit Plutarque dans son *Traité du manger des viandes.* Il faut croire que c'est un provoquant aux excès vénériens « Les forges de Vulcain, les volcans du Vésuve et le Mont Olympe ne brûlent pas de plus de flammes que les jeunes gens nourris de mets succulents et de vin. (St.-Gérôme.) Toujours est-il que l'homme qui fait l'objet de l'observation nº V, rattache sa maladie aux excès qu'il a faits.

Gaubius met la continence excessive dans la classe des causes de maladies.

Les veilles forcées, l'inaction (1), les habitudes sédentaires, entretiennent un état de congestion des organes du bassin et ont sur l'organisme une influence incontestable. Des hémorrhagies abondantes et prolongées ont quelquefois été notées. Une hémorrhagie hémorrhoïdaire a été la cause évidente de la maladie chez un homme.

Les émotions morales, les chagrins, le traumatisme céphalique paraissent devoir jouer le rôle de causes déterminantes.

SYMPTÔMES.

C'est de la cachexie exophthalmique liée à des désordres du côté de l'appareil génital que nous nous occupons. Il est bon peut-être de le rappeler pour comprendre notre manière de présenter les symptômes de cette affection dont nous nous sommes efforcés de reproduire aussi exactement que possible la physionomie.

Une jeune femme de 20 ans éprouve une vive émotion au moment de ses règles qui s'arrêtent,

(1) « Je suis persuadée que la plupart des maux viennent d'avoir le cul sur selle. »

Madame de Sévigné, lett. LXXXIII.

se suppriment et ne reparaissent plus de plusieurs mois ; des troubles digestifs ne tardent pas à apparaître ; l'appétit diminue d'abord, s'exagère et se déprave ensuite (1). Une diarrhée abondante, des nausées et quelquefois le matin des vomissements de matières aqueuses, des sueurs profuses, quelques épistaxis surviennent ; la malade perd ses forces, s'amaigrit peu à peu ; en proie à un malaise indéfinissable, à des bouffées intolérables de chaleur qui lui font rechercher avec avidité l'impression d'un air frais, elle perd le sommeil.

A l'insomnie, l'anxiété, la fatigue, se joignent encore des troubles nerveux de divers ordres. Une agitation fébrile épuise la jeune femme et la plonge par instant dans une mélancolie taciturne, elle devient exigeante, ingrate, son caractère s'aigrit, il est sombre et irritable ; son visage prend une expression d'égarement et de stupeur, et les yeux devenus saillants tandis que la paupière supérieure est par intervalle agitée de petits mouvements convulsifs, font que le regard a quelque chose d'étrange.

En outre, la respiration est gênée : dyspnée, toux au moindre effort, accès de suffocation. L'introduc-

(1) « La malade, dit Trousseau, éprouva une faim extraordinaire qui persista plus d'une année ; elle avait besoin de manger toutes les deux heures ; en même temps elle avait une diarrhée abondante ». Clinique de l'Hôtel-Dieu.

tion de l'air dans la poitrine n'étant plus complètement libre, la parole est difficile, entrecoupée.

Il est des jours où tous les symptômes s'exas-
pèrent et la famille se demande avec effroi ou pitié
si décidément ce n'est pas là un commencement de
folie (1).

Le médecin appelé alors constate des symptômes
qui avaient échappé (il n'en est pas toujours ainsi),
et à la malade et aux personnes qui l'entourent.
Le cœur bat avec énergie (2), la région précordiale
est soulevée par des palpitations violentés. Des pulsations se manifestent dans les vaisseaux du cou,
et le corps thyroïde qui a pris un développement
anormal est le siége d'un souffle intermittent ou
continu avec frémissement cataire. La peau offre
enfin une décoloration plus ou moins accentuée.

Le diagnostic de cachexie exophthalmique de

(1) M. Teissier a observé, comme maladies co-existantes
avec le goître exophthalmique, l'hémiplégie nerveuse, ainsi
que la disposition à la manie et à l'aliénation mentale. Congrés de Clermont, section des sciences médicales. 1876.

(2) M. Hérard, revenant sur un point signalé par M. Féréol,
fait observer qu'il n'est pas rare de voir les malades atteints
de goître exophthalmique ne point percevoir les battements
cardiaques dont ils sont affectés. Il a même vu des malades chez lesquels on comptait plus de 160 pulsations par
minute et qui ne s'apercevaient même pas que leur cœur
battait plus fort que de coutume. (Société médicale des hopi-
taux. Janvier 1875.)

maladie de Graves, est porté. Que le médecin veuille bien interroger la malade, s'informer des antécédents ; il aura des renseignements de grande valeur. Il apprendra, par exemple, que la malade a été réglée fort tard et mal ; qu'elle perd beaucoup en blanc, leucorrhée abondante, qu'elle est sujette aux douleurs névralgiques ; etc.

Mais il est temps de revenir un peu en arrière et de reprendre en détail les divers symptômes que nous avons énumérés.

Appareil génital. — Chez la plupart des malades on observe des désordres dans la menstruation (1) ; l'aménorrhée et la dysménorrhée ne sontpas rares. D'autres fois la cachexie exophthalmique se sera développée à la suite d'une grossesse.

Les troubles que l'on rencontrera le plus souvent du côté de l'appareil génital n'ont du reste rien de particulier. L'important sera de les constater et de savoir à quelle époque ils remontent.

Appareil digestif. — « J'ai fait remarquer, dit John Burns, la grande sympathie qui existe entre

(1) « Au moment de l'établissement des règles, dit Trousseau, qui n'apparurent qu'à l'âge de 20 ans, elle était depuis cinq ans chlorotique.... La malade avait ses règles dans la nuit où les accidents exophthalmiques se déclarèrent ; elles se sont supprimées cette nuit là et n'ont plus reparu depuis. » Clinique de l'Hôtel-Dieu, page 589.

l'estomac et l'orifice de l'utérus. » Peut-on expliquer ainsi les troubles dyspeptiques que présentent les malades ? Tantôt l'appétit est diminué, tantôt et le plus souvent il en est ainsi, il s'exagère et se déprave ; l'on observe une sorte de faim canine qui contraste avec le dépérissement et l'amaigrissement tous les jours plus notables. Des flux intestinaux se manifestent ; ils prennent la forme du catarrhe ou sont colorés par du sang. Des nausées, des vomissements surviennent quelquefois. La rate a augmenté de volume, le foie est tuméfié et l'ictère est possible.

M. Potain (1) a observé un cas de goître exophthalmique compliqué de glycosurie.

Appareil circulatoire. — On admet que les troubles cardiaques ouvrent le plus souvent la marche. Chez la malade de M. Féréol (2) le goître existait depuis 18 mois lorsque les palpitations apparurent. L'hyperkinésie du cœur a cela de particulier qu'elle est continuelle ; elle est exagérée par les fatigues, les émotions. Les battements du cœur sont fréquents (120-140 par minute) violents, réguliers. Le choc systolique peut s'entendre à distance ; la région précordiale est soulevée. L'exploration attentive du cœur ne fait constater l'existence d'aucune lésion matérielle ; c'est à peine si les cavités paraissent parfois être un peu dilatées.

(1-2) *Gazette Médicale.* 16 Janvier 1875.

Si l'on entend des *souffles systoliques*, c'est à une époque avancée de la maladie et l'on sait qu'il existe alors une anémie plus ou moins considérable. Des lésions organiques peuvent exister, mais elles sont alors primitives. Les claquements valvulaires sont éclatants et nettement frappés, comme dans les palpitations nerveuses.

Les artères carotides sont le siége de pulsations exagérées comme dans l'insuffisance aortique; elles donnent lieu à un souffle intermittent systolique. L'ampliation des vaisseaux thyroïdiens contribue pour beaucoup à la formation du goître. Généralement les artères éloignées du cœur restent normales, elles ne se dilatent pas ; le *pouls radial* est remarquable par sa fréquence, mais ne présente pas l'ampleur caractéristique des battements carotidiens.

Tumeur thyroïdienne. — Ordinairement d'un volume médiocre, régulièrement symétrique; il n'est point rare pourtant que le lobe droit soit plus développé. Elle peut comprimer la trachée et donner lieu à une dyspnée notable; si ce sont les nerfs récurrents, la voix des malades devient faible, rauque. Caractère remarquable, la tumeur présente des alternatives d'accroissement et d'affaissement en rapport plus ou moins direct avec la menstruation, la grossesse. A la longue la glande tend à s'indu-

Rey.

rer, à s'atrophier. Elle est le siége de pulsations, de souffles systoliques.

Exophthalmie. — Peut rester assez longtemps unilatérale (Praël); le plus souvent double d'emblé, égale des deux côtés. Par une pression légère on peut refouler les yeux dans les orbites; ils reviennent à leur situation anormale dès que la pression cesse. Les yeux ont un éclat insolite, le regard une dureté étrange. Larmoiement, injection de la conjonctive; altérations graves de la cornée, consécutivement (Praël Graëfe); à l'ophthalmoscope, rien le plus souvent; dans quelques cas, développement des veines rétiniennes.

Un symptôme constant qui précède et annonce l'exophthalmie, c'est la *diminution* ou la *suppression* des mouvements associés par lesquels la paupière supérieure suit la locomotion du globe de l'œil. Graëfe attribue ce phénomène au spasme des muscles palpébraux supérieurs de Müller qui sont innervés par le sympathique. La pupille est le plus souvent contractée. Par suite de la saillie du globe oculaire, la cornée n'est plus qu'incomplétement recouverte même pendant le sommeil.

Autres symptômes.— Je dois enfin consigner dans a symptomatologie quelques signes qui ne manquent pas d'importance. Au début, on observe chez les ophthalmiques une simple perversion de carac-

tère, ils sont capricieux, irritables, ingrats (Trousseau) ; ils sont tourmentés par une insomnie per-
sistante. La tête et les mains sont agitées parfois
de tremblement. Plus tard, vers la fin de la maladie,
des accidents plus sérieux se déclarent : (Lutton),
il se produit de l'hémiplégie, des contractures, de
l'amaurose du coma; on en trouve l'explication
dans les altérations artérielles, les hémorrhagies
cérébrales et méningées qui ont été signalées dans
quelques cas. La tache méningitique se montre
facilement chez les malades.

« J'ai remarqué, dit le Dr Delmas, que presque
tous les malades offraient une élévation considérable de la température cutanée, la peau était chaude, sèche, brûlante ; même chez l'un d'eux le symptôme précéda tous les autres et me mit sur la voie
du diagnostic. Ce sentiment de chaleur est non-
seulement accusé par la peau, mais encore le malade le ressent intérieurement. Ils brûlent disent-
ils, ils ont de l'eau chaude dans les veines. Le pouls
bat aussi avec une force extraordinaire et atteint sans
peine 110, 120, 130 pulsations par minute. » (Union
médicale de la Gironde, séance du 20 mai 1867).

Dans les Archives de médecine du mois d'avril
1871, nous trouvons une observation de goître
exophthalmique par M. Peter. La malade se plaignait de : « démangeaisons insupportables le soir
au lit, surtout à la poitrine, sur le haut du corps et
du bras, des poignets et des mains qui sont brû-

lantes, de même que la tête bien qu'il n'y ait pas de mal de tête... »

«... Cette chaleur tient évidemment à l'accéléra- tion de la circulation et à la puissance exagérée des échanges nutritifs...

Mais tous ces phénomènes sont nettement loca- lisés, à la partie supérieure du corps, à la région ou les ganglions cervicaux du grand sympathique envoient leurs filets. »

L'albuminurie existe quelquefois. M. Lépine a signalé un cas dans lequel il y avait eu polyurie abondante et même de l'azoturie.

Enfin M. le Dr Raynaud (Noël), a appelé l'atten- tion sur les rapports du goître exophthalmique avec le vitiligo ; il a cité plusieurs observations dans lesquelles il s'est produit des taches de vitiligo. (*Archives générales de médecine*, 1875).

Dans deux leçons remarquables faites à l'Hôtel- Dieu deux ans avant en février 1873, notre savant professeur Ball donnait une observation des plus inté- ressantes de goître exophthalmique accompagné de troubles nerveux et de vitiligo (*Gazette des hôpitaux*).

On comprend que sous l'influence de cet ensem- ble morbide une véritable cachexie se manifeste. L'amaigrissement, la perte des forces s'accusent chaque jour davantage, l'œdème des extrémités inférieures apparaît dans les derniers temps.

MARCHE, DURÉE, TERMINAISON.

Maladie essentiellement paroxystique, le goitre exophthalmique peut affecter une marche aigue ou chronique (Trousseau). Dans ce dernier cas les battements du cœur ouvrent la scène ordinairement, le goître, l'exophthalmie, les troubles cachectiques viennent ensuite. Dans les deux cas pendant les accès paroxystiques l'excitation cardiaque est extrême, l'anhélation va jusqu'à l'asphyxie ; ces accès sont constatés souvent, à l'époque des règles.

La durée varie depuis quelques semaines jusqu'à plusieurs années. La guérison peut s'obtenir, mais les récidives sont à craindre.

D'après M. le professeur Jaccoud, la mortalité serait de 1\5 à 1\4 des faits observés. La mort peut survenir par hémorrrhagie pulmonaire, gastrique. intestinale ; par apoplexie cérébrale ou méningée ; par suffocation ; par quelque complication inflammatoire du côté des poumons ou du cœur ; par gangrène des extrémités, enfin et surtout par les progrès de la cachexie.

Le pronostic est donc d'une certaine gravité.

TRAITEMENT.

Des faits exposés découle le traitement. On s'occupera tout d'abord des fonctions menstruelles ;

même en l'absence de trouble du côté des organes génitaux on cherchera à modifier l'irritabilité utérine: les cautérisations, les scarifications du col seront employées avec persévérance. Une grossesse sera conseillée, L'hydrothérapie aura (1) une heureuse influence le plus souvent, L'expérience a montré à un savant praticien M. le Dr Piogey que les bains de mer, l'hydrothérapie marine pouvaient amener la guérison.

Contre les palpitations, on se servira de la digitale, contre la cachexie, des moyens hygiéniques : séjour à la campagne, promenades ; des préparations ferrugineuses si l'excitation cardiaque ne fournit pas une contre-indication.

Au moment des paroxysmes, les applications de glace sur la région du cœur et du cou procurent un soulagement incontestable (Trousseau-Aran).

S'il y avait menace d'asphyxie par compression de la trachée, la trachéotomie serait indiquée. Par suite, de la vascularisation extrême des parties à diviser, cette opération est ici des plus dangereuses.

DE LA NATURE DE LA MALADIE.

Le but que nous nous sommes proposé : montrer les rapports de la maladie de Graves avec les troubles des organes génitaux, nous dispense peut-

(1) Beni-Barde, Gazette des hôpitaux 1874.

être de relater en détail les discussions qu'a sou-
levées la nature de cette affection.

Tout d'abord nous devons dire qu'entité morbide pour Trousseau, elle n'est plus aujourd'hui
pour un grand nombre d'auteurs qu'une expression symptomatique.

Pour Graves et Stokes, la maladie paraît consis-
ter essentiellement dans un trouble fonctionnel du
cœur ; ils admettent l'influence du sexe et de
l'utérus.

Kœben (1), le premier en 1855, suppose que le
grand sympathique doit être lésé. L'exophthalmie
serait due à la pression exercée sur le sympathique
cervical par le goître.

Charcot (*Société de biologie*, 1856), émet l'hypothèse d'un trouble nerveux primitif, consécutif le
plus souvent à une cause morale et par conséquent
purement fonctionnel.

« Les palpitations artérielles, dit-il, reconnais-
sent apparemment la même origine, elles dérivent
probablement d'une affection des nerfs vaso-moteurs. »

Hervieux (*Union médicale*, 1857), admet comme
cause la chloro-anémie et se demande si l'élément
nerveux ne joue pas le rôle de provocateur en
excitant les palpitations cardiaques et artérielles.

Aran (*Archives générales de medecine*, 1861),

(1) Kœben. De exophthalmo ac struma cum cordis affec-
tione. Berlin 1855.

pense qu'il s'agit d'une névrose primitive du cœur
par influence du grand sympathique, les lésions
cardiaques consistant tout d'abord, en une dilatation passive des cavités ne tardent pas à suivre.

En 1862, s'ouvre à l'Académie de médecine une
mémorable discussion dans laquelle Bouillaud re-
jette la *triade symptomatique* de Trousseau ; il se base
sur l'absence d'une cause définie et encore moins
spécifique pour refuser à la maladie son existence
comme entité ; il conteste l'importance des troubles
cardiaques. « En compulsant les faits particuliers,
dit-il, qui s'élèvent à 21, y compris les 3 que j'ai
observés moi-même, il n'en est pas un seul dans lequel l'analyse ait pu faire découvrir une maladie
de cœur. » Il ne voit que deux lésions le goître et
l'exophthalmie.

Piorry met le goître sur le premier plan, et fait
retentir cette lésion sur le cœur, les organes respi-
ratoires, l'appareil digestif, les organes génitaux.

Enfin, pour Beau, l'anémie pure et simple est le
fond de la maladie.

Dans une thèse très-intéressante de M. Daviller,
1873, nous lisons :

« L'épilepsie résulte de l'excitation du bulbe
provoquant la contraction spasmodique des vaisseaux de la pie-mère et de la face, d'où... »

« ... Ne pourrait-il pas arriver que sous l'influence d'une cause morale, d'un ictus psychique,
un phénomène analogue se produisît dans la par-

tie supérieure de la moelle et les filets sympathiques correspondants ?

« L'anémie spinale, augmentant l'excitabilité réflexe de la moelle, déterminerait les accidents morbides décrits sous le nom de goître exophthalmique. »

En terminant ce court exposé nous devons donner l'opinion de M. Jaccoud (1). Notre savant professeur se pose cette question :

« Quelle est, dans l'état actuel de la physiologie,
« la condition qui peut produire simultanément
« l'hyperkinésie du cœur et la dilatation des vais-
« seaux artériels ? »

».... C'est évidemment la paralysie des nerfs vaso-moteurs cardiaques et cervicaux; la dilatation vasculaire, qui en est la suite nécessaire, amène et entretient la palpitation ; la glande thyroïde augmente de volume....; la fluxion artérielle devient une cause d'excitation pour le centre cilio-spinal ; de là la saillie du globe oculaire par excitation du muscle orbitaire de Müller, l'agrandissement de l'ouverture palpébrale par contraction des muscles palpébraux du même auteur. »

Voyons maintenant ce qu'il y a de fondé dans ces opinions diverses. On lira avec grand profit à ce propos la 28e leçon de M. Vulpian (2). Aux par-

(1) Pat hol. int. 1er vol. 1873.
(2) Vulpian. Leçons sur l'appareil vaso moteur, 1875.

tisans de la chloro-anémie, on est en droit d'ob-
jecter que la chloro-anémie peut exister pendant
longtemps, être très-profonde, sans s'accompagner
d'intumescence du corps thyroïde, d'exophthalmie,
de violentes palpitations cardiaques et artérielles ;
que la maladie atteint des sujets pléthoriques. Même
objection à ceux (Stokes) qui rattachent tous les
phénomènes morbides à une affection initiale du
cœur.

L'hypothèse d'une lésion du grand sympathique
est séduisante ; mais si on y réfléchit, on voit qu'il
est impossible de rattacher les phénomènes à un
seul et même état morbide du grand sympathique :
paralysie ou excitation.

L'exophthalmie peut s'expliquer par une excitation du cordon cervical du grand sympathique ;
mais la dilatation des vaisseaux du cou et du corps
thyroïde paraît indiquer l'existence d'une paralysie
de ce même cordon. Les expériences de M. Cl. Ber-
nard ont démontré que le cordon cervical contient
deux ordres de fibres, distinctes physiologiquement,
et qui n'ont pas la même origine médullaire : les
fibres oculo-pupillaires, qui se trouvent dans les
racines antérieures des deux premiers nerfs dor-
saux, les fibres vaso-motrices, qui proviennent surtout du troisième nerf dorsal. Il faudrait donc admettre une double lésion, une lésion irritative et
une lésion paralysante dans la région cervico-dor-
sale de la moelle épinière. Mais par cette hypothèse

on ne peut expliquer pourquoi on ne constate pas toujours une dilatation de la pupille.

« En résumé, dit M. Vulpian, je crois que l'on n'a pas encore prouvé que la cachexie exophthalmique ait pour cause réelle une altération des fonctions du grand sympathique. »

CONCLUSION.

Les anciens pensaient (1) que le cou grossissait chez la femme immédiatement après les premières approches de l'homme. Chez les femmes mariées depuis plusieurs années, dit Malgaigne (2), le cou est certainement plus large, et il m'a paru qu'il s'élargissait surtout par l'effet de la grossesse et de l'accouchement. C'est un sujet de recherches qui ne serait pas sans intérêt. »

Ce qu'il y a d'incontestable, c'est que les excitations génésiques donnent naissance parfois aux symptômes de la triade. Un pas de plus, une exci-

---

(1)   Non illam nutrix, orienti luce, revisens
       Œsterno poterit collum circumdare filo.
Catulle.

(2) Malgaigne. Anat. chirurg.

tation moins fugitive, provoquant des effets plus
durables, et la maladie de Graves apparaît, se trouve
créée de toutes pièces. Frappé de la coïncidence de
la névralgie utérine avec les névralgies cervico-
brachiale, faciale, sus-orbitaire, et surtout de sa
coïncidence fréquente avec la névralgie intercos-
tale, M. Bassereau (1) admit que l'état douloureux
de l'utérus réagissait par l'intermédiairé du grand
sympathique sur les nerfs intercostaux, et en dé-
terminait la névralgie. De même, la cachexie exophthalmique ne pourrait-elle pas être attribuée à une
irritation du système nerveux (2); l'*aura* serait gé-
nitale. La saillie des yeux s'expliquerait par une
irritation des fibres destinées aux muscles de Müller ; la dilatation des artères par une irritation des
fibres dilatatrices destinées à ces vaisseaux (Vulpian, *loc. cit.*). Cependant il n'est pas prouvé que
les fibres vaso-dilatatrices existent dans toutes les
régions du corps.

Que si maintenant l'on veut rapprocher de l'étiologie les principaux symptômes, considérer dans
son ensemble la maladie, sa parenté avec une
autre névrose semble se révéler. Cousine germaine
de la chorée, la cachexie exophthalmique comme
elle présente parmi ses causes les émotions mo-

(1) Bassereau, thèse 1840.

(2) Schlesinger, sur les centres des mouvements réflexes de
l'utérus. (Allgemeine Wiener, méd. Zeitung) 1874.

rales, le rhumatisme, l'onanisme ; parmi ses symptômes, l'incoordination des mouvements : mouvements tumultueux du cœur, mobilité des yeux, tremblement des mains et de la tête, agitation perpétuelle, accès provoqués par la présence d'une personne étrangère.

Cette manière de voir, hardie peut-être, nous conduit à ne plus regarder la cachexie exophthalmique comme une *névrose du cœur*, ainsi que le font tous les auteurs, et à la ranger parmi les *névroses spino-bulbaires*.

Obs. II. (graves) (1). — Une jeune lady de 20 ans fut prise de phénomènes morbides que l'on regarda comme hystériques ; il y a de cela deux ans, et la santé de cette dame avait toujours été excellente. Les accidents nerveux duraient depuis trois mois, lorsqu'on observa que le pouls était devenu extrêmement rapide. Cette fréquence, à laquelle on ne pouvait assigner aucune cause, était d'ailleurs constante ; il n'y avait jamais moins de 120 pulsations par minute, quelquefois même le chiffre en était encore plus élevé. La malade se plaignait en même temps d'éprouver une grande faiblesse lorsqu'elle prenait quelque excercice ; puis elle commença à pâlir et à perdre son embonpoint. Les choses allèrent ainsi pendant une année, mais alors cette jeune dame se trouva littéralement à bout de forces ; les battements du cœur étaient constamment aussi rapides. Au même moment, on constata

(1) Leçons de clinique médicale de R. J. Graves, t. II., trad., Jaccoud 1862.

un phénomène nouveau ; les yeux avaient pris une expression des plus étranges ; on eut dit que les globes oculaires
avaient augmenté de volume, car lorsque la malade dormait,
ou lorsqu'elle voulait fermer les yeux, ses paupières ne pouvaient plus les couvrir. Lorsque les yeux étaient ouverts, on
voyait tout autour de la cornée une bande de sclérotique de
plusieurs lignes de largeur.

Quelques mois plus tard, l'action du cœur n'avait rien
perdu de sa violence, lorsqu'une tumeur en forme de fer à
cheval apparut dans la région cervicale antérieure, exactement au niveau de la glande thyroïde. Cette tumeur, d'abord
molle, présenta au bout de quelque temps une certaine dureté,
mais elle avait conservé son élasticité. Depuis l'époque de
son apparition, l'hypertrophie n'a fait que bien peu de progrès, si même elle en a fait véritablement ; le corps thyroïde
présente chez cette dame un volume triple de son développement normal chez la femme après l'âge de la puberté. Il est
un peu plus volumineux à droite qu'à gauche.

Obs. III. (Basedow) (1). — J'avais connu il y a 14 ans,
mademoiselle G... jeune fille de 19 ans, présentant quelques
ganglions engorgés et douloureux au cou, du reste bien portante. Quelques années après son mariage, elle devint mère,
puis fut affectée pendant deux ans d'une fièvre quarte intermittente avec hépatite, ictère, etc. Un an après, survint un
rhumatisme articulaire aigu, très-violent, qui laissa à la
suite de l'œdème des membres inférieurs, un amaigrissement
universel, *de l'aménorrhée*, des battements du cœur, de la
fréquence et de la faiblesse du pouls, avec une respiration
courte et haletante. A ce moment une projection des globes
oculaires, du reste sains, se faisait déjà remarquer puis la

(1) Casper's Wochenschrift, 1840.

malade dormit les yeux ouverts ; son regard devint effrayant, elle passa dans toute la ville pour folle.

En même temps, une hypertrophie du corps thyroïde fit présumer qu'une intumescence semblable s'était peut-être développée derrière le globe de l'œil.

Obs. IV. (Basedow). — J'ai soigné Mme C... d'une chlorose quelques années avant son mariage. Depuis elle devint *mère de deux enfants*, et présenta les symptômes observés dans les cas précédents ; saillie des globes oculaires, hypertrophie du corps thyroïde. Médication par l'iode. Elle est maintenant *enceinte* de son troisième enfant et dit présenter une très-grande amélioration dans son état.

Obs. V. — Nous regrettons de ne pas avoir les documents voulus pour donner en détail cette observation curieuse.

Il s'agit d'un homme de 38 ans environ, qui à la suite d'excès, il le reconnaît lui-même, a vu ses yeux devenir de plus en plus saillants, proéminents ; sa gorge se développer, des troubles digestifs apparaître ; faim continuelle, diarrhée. Les battements du cœur dont il ne se plaignait pas, sont violents. Le caractère est devenu très-irritable ; l'insomnie est prononcée.

Obs. VI. (Charcot). — Palpitations artérielles et cardiaques avec exophthalmie double et tuméfaction de la glande thyroïde ; guérison spontanée (1). — La nommée Caroline C... femme G., âgée de 24 ans, fleuriste entre vers le commencement de février 1855 à l'hôpital de la Charité, salle St-Anne. Elle habite Paris depuis son enfance. Elle a eu ses règles pour la première fois à l'âge de 13 ans. Depuis lors le flux menstruel se manifeste toujours à des époques à peu près

(1) Gazette médicale 20 septembre 1856.

fixes; mais depuis quelques années il est précédé et accompagné de douleurs frontales et quelquefois d'épistaxis. Elle est sèche, brune, et présente tous les attributs du tempérament nerveux ; elle est très-irritable, mais jamais elle n'a éprouvé d'accès hystériques complets ou même incomplets. Elle n'a jamais eu d'ailleurs que de légères indispositions. Les parents, actuellement bien portants n'ont eux-mêmes pas éprouvé de maladies qui méritent d'être notées. Elle est devenue grosse pour la première fois il y a un an et demi environ. La grossesse s'est passée sans accidents. L'accouchement a eu lieu à terme; il s'est opéré naturellement. L'enfant est aujourd'hui bien constitué.

Quelques mois après l'accouchement, les parents de la femme C. G. remarquèrent que ses yeux étaient devenus extrêmement volumineux et semblaient sortir de leurs orbites. Ils l'engagèrent alors à consulter un médecin. Elle ne tint d'abord aucun compte de cet avis, parce qu'elle n'éprouvait aucun dérangement dans sa santé. Mais la saillie des yeux s'accrut insensiblement et devint bientôt assez prononcée pour constituer une véritable difformité. Il se manifeste en outre à la même époque, un gonflement de la région antérieure du cou qui prit en quelques semaines des proportions inquiétantes. L'exophthalmie et la tumeur cervicale ne causaient d'ailleurs aucune gêne. La tumeur était, à cette époque déjà, le siége de battements . . . . février 1856. Nous parvenons à la retrouver chez elle ; elle nous apprend alors que quelques jours après sa sortie de l'hôpital, *elle devint grosse.* Au bout de trois mois elle fut prise de douleurs et fit *une fausse couche.* A partir de cette époque, assure-t-elle, l'exophthalmie a commencé à décroître, et la tumeur thyroïdienne a diminué de volume peu à peu.

Obs. VII. (Turgis, 1863). — Malade de 25 ans, troubles digestifs et utérins avec palpitations de cœur au début;

légère hypertrophie du cœur avec souffle ; goître avec quelques troubles fonctionnels vers la trachée et l'œsophage ; exophthalmie, rien d'anormal dans les milieux de l'œil ; troubles nerveux, digestifs, utérins ; affaiblissement général prononcé. — G. Augustine X... âgée de 25 ans, demeurant à Clichy. Elle a joui d'une bonne santé jusqu'à l'âge de 17 ans. *C'est alors que les règles se sont établies, mais difficilement et ne revenant qu'à des intervalles très-irréguliers.* Elle était souvent tourmentée par de la céphalalgie. Les digestions étaient habituellement lentes, difficiles et accompagnées de douleurs épigastriques. Il y avait un *peu de leucorrhée* et des palpitations de cœur.

Plusieurs mois s'écoulèrent ainsi. La malade s'aperçut un jour que son cou augmentait de volume. Les palpitations devinrent plus intenses et plus fréquentes. Les yeux présentèrent bientôt un éclat qui la surprit. *Chaque époque menstruelle semblait apporter un peu d'aggravation* dans les symptômes que nous venons d'indiquer. Cependant la malade pouvait encore se livrer à son travail habituel ; elle est couturière.

Mais depuis trois mois il y a eu une aggravation notable dans la position. *Les règles se sont supprimées complètement* ; Son cou est devenu volumineux, ses yeux plus saillants. Les battements du cœur, d'une très-grande fréquence, s'exagèrent maintenant au moindre effort ; la plus légère émotion, fait qu'elle se trouve mal. L'amaigrissement, la faiblesse, l'inaptitude au travail, sont venus ensuite.

Aujourd'hui la malade est sans forces, la peau est pâle ; les muqueuses sont décolorées ; l'amaigrissement est notable. Les yeux font une saillie considérable, et cette saillie est telle qu'une bande de la sclérotique n'est plus recouverte par les paupières. Les fonctions de l'œil n'ont éprouvé aucun trouble

Depuis l'âge de 27 ans, *la malade a vécu séparée de son mari* qui la frappait et était toujours ivre. De nouveaux chagrins sont venus s'ajouter à ceux que lui causait cette séparation ; ses enfants par leur inconduite l'ont rendue très-malheureuse depuis deux ans. Les palpitations qui ont toujours persisté sont devenues très-intenses. Il y a un léger bruit de souffle à la base du cœur, souffle qui se continue dans les vaisseaux carotidiens.

La glande thyroïde a peu à peu augmenté de volume, surtout dans les lobes droit et moyen, dont la prédominance sur le lobe gauche est très-accusée.

Les yeux naturellement saillants sont maintenant le siége d'une exophthalmie évidente.

La vision reste intacte, la malade peut lire et coudre longtemps sans se fatiguer ; cependant quand elle fixe un objet éloigné, ses yeux lui semblent se couvrir d'un brouillard.

Enfin on a constaté un grand nombre de fois, depuis deux ans, que lorsque la malade est tranquille, que son esprit est calme, il y a une amélioration notable dans l'état général de sa santé ; mais les émotions vives, les nouvelles désagréables qu'elle peut recevoir de sa famille, amènent immédiatement une recrudescence très-notable dans tous les phénomènes morbides.

Obs. IX. — Femme 31 ans, deux grossesses, boulimie. — X... femme 31 ans, couturière, réglée à 15 ans, léger gonflement de la gorge à cette époque. La menstruation a toujours été régulière jusqu'au moment ou la maladie s'est déclarée.

Mariée à 21 ans ; son mari quoique jeune n'a pas tardé à se montrer vis-à-vis d'elle assez paisible ; elle n'était point délaissée, mais ne se trouvait pas non plus satisfaite, pas d'antécédents syphilitiques. *Deux grossesses.* La 1re grossesse a eu une marche régulière pendant les six premiers mois, mais les trois derniers, la jeune femme fut très-tourmentée ; jusque-là favorable *la grossesse fut depuis pénible. L'enfant est venu mort-né.* La deuxième grossesse, dix mois après le premier accouchement, suivit un cours normal, aucun accident ne survint, l'accouchement fut facile ; l'enfant fort, bien portant. La mère nourrit son enfant pendant dix mois, à partir du septième mois de l'allaitement les règles reparaissent ; régularité des époques.

Au dire de la malade, les accidents ont débuté quelque temps après la première grossesse. Elle fut prise alors de palpitations violentes, d'etouffement ; les sensations éprouvées rappellent celles de la boule hystérique. Sous l'influence *de la deuxième grossesse*, dix mois après le premier accouchement, les accidents ont disparu ou du moins ont été considérablement amendés. Ils ont repris avec une nouvelle violence lors de la *cessation de l'allaitement,* les palpitations, l'exophthalmie, le gonflement du cou se sont manifestés successivement ; *chaque époque menstruelle semblait aggraver* un peu les symptômes.

Aujourd'hui la malade est pâle, l'amaigrissement est notable ; et cependant, elle mange beaucoup car elle est tourmentée par une faim canine. Les yeux font une saillie considérable, le gonflement du cou n'est pas énorme, les palpitations sont violentes, et à l'auscultation on peut percevoir l'existence d'un souffle se propageant dans les vaisseaux du cou ; souffle lié à l'anémie. Le pouls est petit, régulier, fréquent.

La malade se plaint de dyspnée, d'une petite toux qui l'incommode beaucoup. L'insomnie est complète, l'agitation extrême. Les mouvements brusques, saccadés, de la tête et des bras, sont remarquables, et donnent à la malade un aspect étrange, à ce point que quelques personnes craignaient un commencement de folie.

On peut constater un léger abaissement de l'utérus qui semble lourd et pesant.

On soumet la malade au sirop d'iodure de fer et aux douches froides ; une grossesse est en outre conseillée]; les promenades, le bon air, sont recommandés ; les travaux excessifs, les veillées, défendus.

La malade se trouve en ce moment beaucoup mieux.

Obs. X. (Renseignements fournis par M. Chenet, interne du service), — P... (Julie), âgée de 55 ans, entre à l'hôpital Lariboisière en 1877, salle Sainte-Geneviève, lit no 12 (service de M. Siredey), femme d'une bonne santé habituelle, autrefois très-forte, amaigrie beaucoup aujourd'hui. A la suite de revers de fortune, son caractère, naturellement très-impressionnable, l'est devunu beaucoup plus. Pendant huit ans son mari est à sa charge, ce qui l'oblige à un travail excessif. Elle est concierge, elle frotte les escaliers.

Il y a quatre ans, interruption des règles pendant quelques mois ; ménopause peu après.

Les premiers phénomènes insolites ont été des palpitations de cœur très-fréquents ; plus tard, il survint un gonflement manifeste du cou, en même temps que de l'exophthalmie. La malade n'avait pas remarqué ce dernier symptôme, ce sont les personnes qu'elle voit qui l'ont avertie. A la mort de son mari, l'irritabilité est devenue extrême ; elle a maigri beaucoup.

Elle a été soignée tour à tour pour son goître ; pour ses yeux atteints de troubles d'accommodation ; pour son nervosisme par le bromure de potassium et l'iodure de potassium. Le goître a diminué sensiblement à cette époque, mais il a repris depuis un peu de volume, quoique il ne soit pas sensiblement développé aujourd'hui. Les palpitations sont restées très-fréquentes

Enfin, il y a quelques mois, la malade a eu des douleurs rhumatismales pour lesquelles on lui a donné des bains de vapeur.

Cette femme a le teint fortement coloré et sa physionomie frappe tout d'abord.

Les deux yeux sont fortement saillants, comme chassés hors de l'orbite, dirigés directement en avant. L'exophthalmie est sensiblement égale des deux côtés.

Le cou est gros, on sent facilement le corps thyroïde dont les lobes, très-développés, font saillic sous le sterno-mastoïdien, surtout lorsque la tête est étendue. A l'auscultation on entend un bruit de souffle musical.

Les battements du cœur très-violents, très-précipités soulèvent la paroi thoracique, mais il n'y a pas de signe d'hypertrophie manifeste.

Le sommeil et l'appétit sont perdus.

La malade est d'une excitabilité très-grande.

Obs. XI. — (Communiquée par M. le Dr Ricklin). Cas de goître exophthalmique avec des phénomènes nouveaux, par Burney-Yes. — Cas présenté à la Société clinique de Londres (Séance du 9 mars 1877). Une jeune femme de 35 ans présentait, lorsqu'elle fut vue en 1876 par le médecin, des palpitations de cœur depuis trois mois. Depuis un an et demi déjà elle avait des troubles nerveux et le regard fixe. Le pouls était à 136. Exophthalmie à gauche avec hypertrophie notable du lobe droit de la thyroïde. L'exophthalmie à gauche fut suivie de près de la chute des sourcils et des cils de la paupière supérieure et de l'inférieure. Six mois après, exophthalmie à droite et immédiatement après chûte des sourcils et des cils du même côté.

Dans la discussion qui eut lieu, Greenhow rapporta un cas analogue, avec chute des poils (*Med. examiner*, 1877, n° 12),

Obs. XII. — Malade de 27 ans environ, entrée à l'hôpital Beaujon, service de M. Axenfeld, en 1872. — Réglée vers

16 ans ; régularité des époques. Les premiers symptômes par lesquels la maladie s'est manifestée, ont été des palpitations fréquentes qui, petit à petit, ont redoublé et sont devenues continuelles. Peu après les yeux ont pris une expression particulière, ils ont commencé à devenir hagards et le sont restés depuis. La malade raconte que tous les jours à son réveil sa tête était excessivement lourde, des douleurs très-fortes, intolérables parfois se faisaient ressentir dans le front et le derrière de la tête ; les maux de tête se dissipaient une demiheure environ après le lever. Les yeux étaient remplis d'une humeur un peu épaisse et gluante qui sortait difficilement des paupières.

La faiblesse de la malade devint rapidement très-grande ; il lui fut bientôt impossible de se baisser et de marcher sans canne. *Un tremblement continuel des mains et de la tête,* attirait l'attention. L'appétit était extrême, la malade dévorait à toute heure du jour, mangeait gloutonnement, c'est le mot dont elle se servait ; mais une diarrhée très-forte avec coliques l'épuisait, et la maigreur devenait de plus en plus prononcée.

Pendant les trois premiers mois de la maladie, de fréquents saignements de nez eurent lieu. La peau était chaude, sèche ; ce sentiment de chaleur était ressenti intérieurement ; la malade se sentait brûler, il lui semblait avoir de l'eau chaude dans les veines ; aussi malgré sa faiblesse était-elle en proie à une agitation incessante. La soif était ardente, transpiration très-prononcée.

Six mois après un traitement homœopathique qui n'avait produit aucun résultat, la malade entre à l'hôpital. A ce moment il y a *suppression complète des règles ; cette suppression a duré treize mois.* Le ventre devint petit à petit très-ballonné, il grossissait chaque jour, était sensible. Une dyspnée et des accès de suffocation, accès quelquefois très-forts et porvoqués par une émotion quelconque, une excitation plus ou moins vive, furent notés, toux au moindre effort.

La gorge était assez développée, et le siége d'un souffle intermittent, les vaisseaux du cou étaient dilatés, le cœur le siége de violentes pulsations. Dans la journée, surtout après les repas, envie irrésistible de dormir.

Le traitement a duré huit mois, dès le deuxième mois, on pouvait constater une petite amélioration. On donna d'abord à la malade du bromure de potassium, de la propylamine, de la digitale ; on prescrivait en même temps un régime fortifiant, vin de quinquina, café noir, viande crue. Plus tard, l'hydrothérapie fut employée, la malade prenait une douche deux fois par jour ; cela lui convenait très-bien, car elle avait toujours chaud, même pendant l'hiver (72-73), malgré la neige et la glace.

Actuellement la malade est beaucoup mieux ; mais elle conserve encore quelque chose d'étrange dans sa physionomie, et ses mouvements ont quelque chose de brusque.

OBSERVATION XIII. — Deux cas de goître exophthalmique associé à un urticaire chronique ; par Duncan Bulklei (The Chicago Jour, of nervous and Mental Disease p. 513, 1876), et dans lo Sperimentale. Juin 1877, n° 6.

Les deux observations suivantes m'ont paru dignes d'intérêt au point de vue de la nature de la maladie ; cela m'a décidé à en faire la traduction :

Cas 1°. Tommasso M., âgé de 30 ans, célibataire, doreur. A 14 ans apprenti doreur, jusque-là bien portant, sauf accès de céphalalgie qui revenaient de temps en temps, depuis une chûte faite étant tout enfant. Travail excessif, prolongé jusqu'à une heure avancée de la nuit. (2 h. du matin), et cela pendant plusieurs semaines. A cette époque, quelques palpitations du cœur furent notées ; depuis trois à quatre ans les palpitations sont devenues assez intenses pour rendre pénible la montée des escaliers et réveiller le malade plusieurs fois la nuit. Déjà alors lui et ses amis avaient remarqué que les yeux devenaient parfois saillants, le gauche plus que le droit, et que le regard avait quelque chose de dur. Le cou se gonflait aussi par moment. Depuis trois ans, le malade est fort tourmenté par un bruit, comme de l'eau qui coule, dans l'oreille gauche ; il souffre depuis trois jours d'une hémicrânie qui se calme lorsqu'il se couche sur le côté atteint. Une enflure de la face qui apparaît et disparaît, et rend les yeux plus enfoncés, date déjà de deux mois ; les mains et les pieds sont tuméfiés de même par instant. *Hémorrhoïdes*, diarrhée. Le malade dit avoir attrapé la syphilis il y a neuf ans ; un traitement sérieux fut suivi scrupuleusement et maintenant il n'existe aucune trace spécifique. Il était adonné *à la masturbation* ; une *spermatorrhée* nocturne s'en est suivi. Il fumait dix pipes par jour et était alors pris de maux de cœur ou d'estomac.

Etat actuel. — Homme grand, bien développé, cheveux blonds, yeux bleus. Selles régulières ; langue légèrement pâteuse et pâle ; appétit et sommeil bons. Pouls à 84, assez régulier. Un examen attentif du cœur ne révèle aucune hypertrophie du viscère et le stéthoscope aucun son anormal. Pas de pulsations ou frémissement dans les vaisseaux de la poitrine et du cou. Le corps thyroïde parait un peu plus volumineux. Poumons sains. Les yeux sont caractéristiques ; ils sont proéminents, surtout le gauche. La paupière supérieure s'abaisse sur le globe oculaire quand le malade regarde en bas, mais la paupière inférieure ne suit pas également l'œil quand il se dirige en haut. Les pupilles sont symétriques et répondent bien à la lumière. La vue à droite est bonne; à gauche un peu de confusion à une certaine distance.

L'urticaire s'est manifesté il y a un mois, et occupe tour à tour les bras, les jambes, le tronc; l'éruption est abondante et assez désagréable; à la plus légère irritation, la peau se soulève.

L'urine a conservé sa densité normale, modérément acide, le pouls ne dépasse jamais 93.

Cas 11o — Cette femme, âgée de 45 ans, eut une enfance maladive; à 18 ans elle épouse un homme dont elle se sépare quatre mois après; *avortement* de 3 mois; est depuis malade. C'est une personne grande, bien conformée, la menstruation est régulière; le pouls faible à 84. Elle a été atteinte de rhumatisme chronique.

L'existence chez elle de la maladie de Graves remonte à cinq ans au moins; le diagnostic en fut fait par un oculiste habile qui avait été consulté pour la projection du globe oculaire gauche chez cette malade. Les yeux sont en effet caractéristiques et les autres symptômes sont faciles à constater. L'affection cutanée apparut à la suite d'un violent ébranlement nerveux. Depuis ce moment la malade dit n'avoir plus transpiré, avoir vu tout en rouge et senti des démangeaisons sur tout le corps; amaigrissement, troubles hystériformes; pendant quatre ans il en a été ainsi; le prurit devint alors plus général et une éruption semblable à celle qui existe maintenant apparut; des plaques se formèrent sur le front et les diverses parties du corps. Un matin c'est la lèvre supérieure qui est tuméfiée; un autre jour on trouve une plaque sur le milieu du front, une autre sous l'oreille droite, etc. La peau est chaude, la pression ne cause pas de douleur.

Les deux observations que nous venons de rap-
porter semblent se rattacher à une influence nerveuse. Dans les deux nous devons faire remarquer
que des troubles du côté de l'appareil génital ont
été notés. — Les désordres d'innervation ne se-
raient-ils point sous la dépendance d'un état particulier d'irritation de cet appareil génital. — A ce
propos on peut rappeller que Scanzoni a provoqué
l'urticaire par l'application de sangsues sur le col
utérin.

Parent, imprimeur de la Faculté de Médecine, rue Mr-le-Prince, 31.